Die biochemische Hausapotheke

Ganzheitliche Therapie mit den Mineralsalzen nach Dr. Schüßler

AF200109

Die Biochemische Hausapotheke

Ganzheitliche Therapie mit den Mineralsalzen nach
Dr. Schüßler

1. Korrigierte Auflage
© 2019, 2012 Heike Fabry

Herstellung und Verlag: Books on Demand GmbH, Norderstedt

ISBN: 978-3-7494-7091-4

Die in diesem Buch enthaltenen Therapievorschläge sollen Anregungen geben und Möglichkeiten aufzeigen. Sie ersetzen in keiner Weise eine ärztliche Einschätzung oder Therapieentscheidung. Autorin und Verlag übernehmen keine Haftung für falsche oder nicht indizierte Anwendung der in diesem Buch enthaltenen Therapievorschläge. Jede Anwendung der Vorschläge in diesem Buch erfolgt auf eigene Gefahr des Anwenders.

Die Biochemische Hausapotheke

Ganzheitliche Therapie mit den Mineralsalzen nach

Dr. Schüßler

Heike Fabry

Books on Demand

Bibliographische Information der Deutschen Bibliothek:

Die Deutsche Bibliothek verzeichnet diese Publikation in der Deutschen Nationalbibliographie; detaillierte biblio- graphische Daten sind im Internet über http://dnb.ddb.de abrufbar

Herstellung und Verlag

BoD – Books on Demand, Norderstedt

ISBN: 978-3-7494-7091-4

Inhaltsverzeichnis

Einführung

Der Arzt und Homöopath Wilhelm Schüßler hat 1873 seine Therapie mit dem Hinweis vorgestellt, dass er mit 12 anorganischen Stoffen, den physiologischen Funktionsmitteln des Organismus, therapiere.

Er hatte in Anlehnung an die Forschungen von Jacob Moleschott und Rudolf Virchow festgestellt, dass der Körper sich auf Zellebene im Wesentlichen aus diesen 12 Salzen zusammensetzt. Daraus hat er geschlossen, dass alle Krankheiten oder Befindlichkeitsstörungen eine Folge des gestörten Mineralstoffwechsels bzw. deren falscher Verteilung im Körper seien. Folglich kann die Heilung durch Gabe der Salze erreicht werden.

Für Schüßler ist Biochemie die Korrektur der von der Norm abweichenden physiologischen Chemie. Die chemischen Mineralstoffe, in allopathischer(=schulmedizinischer) Dosierung zugeführt, sind die Baustoffe des Organismus. Die biochemisch zugeführten Mineralstoffe dagegen sind sogenannte Funktionsstoffe, die helfen, die Baustoffe für die Zelle erst verwertbar zu machen.

„Gesundheit ist das quantitative Gleichgewicht der einzelnen Mineralsalze, Krankheit entsteht erst durch das Ungleichgewicht dieser Mineralsalze."

Dr. med. W .H. Schüßler (1821-1898)

Dies wird ergänzt durch ein Zitat seines Zeitgenossen Jacob Moleschott:

> *„Gesund bleiben kann der Mensch nur, wenn er in seinem Körper die notwendigen Mineralstoffe für Aufbau und Erhaltung besitzt."*

Jacob Moleschott (1822-1893)

Die Biochemie ist also eigentlich keine originär homöopathische Therapie, sondern eine Ersatz-Therapie. Allerdings findet der Ersatz auf Zellebene statt und wirkt dort dann wieder regulatorisch. Die zugeführten Mengen sind in der Biochemie im Gegensatz zur Allopathie extrem gering.

Schüßler hat ein homöopathisches Verfahren, das Potenzieren benutzt, um die Salze besser in die Zelle einschleusen zu können. Die Verabreichung der fehlenden Stoffe muss in einer solchen Verdünnung erfolgen, dass ein unmittelbarer Übertritt der Substanzen durch die Mundschleimhaut ins Blut gewährleistet ist. Laut Schüßler ist die homöopathische Potenz so gewählt, dass die gesunde Zelle in ihrer Funktion nicht gestört wird, die Funktionsstörungen in anderen Zellen aber ausgeglichen werden.

Sein erklärtes Therapieziel war eine schnelle Hilfe bei Erkrankungen mit einem überschaubaren Therapieprinzip.

Die Funktionsmittel sind in den Potenzen D3, D6, D12 und als biochemische Salbe erhältlich. Für eine großflächige Anwendung gibt es die Salze 1, 7 und 11 auch als Lotionen.

Die Regelpotenz ist die D6, nur bei Nr. 1, 2, 3 und 11 ist es die D12. Die Salben sind generell in der 4. Potenz hergestellt.

Nach Schüßlers Tod wurden nach und nach weitere 15 sogenannte Ergänzungsmittel in die Therapie eingeführt, die nur in den Potenzen D6 und einige auch in D12 verfügbar sind. Dies kann auch je nach Hersteller variieren.

Die 12 Funktionsmittel sind:

1. Calcium fluoratum
2. Calcium phosphoricum
3. Ferrum phosphoricum
4. Kalium chloratum
5. Kalium phosphoricum
6. Kalium sulfuricum
7. Magnesium phosphoricum
8. Natrium chloratum
9. Natrium phosphoricum
10. Natrium sulfuricum
11. Silicea
12. Calcium sulfuricum

Als grobe Übersicht kann die folgende Zuordnung dienen:

1. Calcium fluoratum	Das Salz für Bindegewebe, Gelenke und Haut.
2. Calcium phosphoricum	Das Salz für Knochen und Zähne.
3. Ferrum phosphoricum	Das Salz für das Immunsystem.
4. Kalium chloratum	Das Salz für die Schleimhäute.
5. Kalium phosphoricum	Das Salz für Nerven und Psyche.
6. Kalium sulfuricum	Das Salz für die Entgiftung.
7. Magnesium phosphoricum	Das Salz gegen Krämpfe und Schmerzen.
8. Natrium chloratum	Das Salz für den Flüssigkeitshaushalt.
9. Natrium phosphoricum	Das Salz für den Stoffwechsel.
10. Natrium sulfuricum	Das Salz für die Ausscheidung.

11. Silicea	Das Salz für Haut, Haare und Bindege- webe.
12. Calcium sulfuricum	Das Salz für die Gelenke.

Modelle zum Verständnis der Salze

Grundsätzliches:

Das Kation bestimmt den Wirkort, das Anion bestimmt die Wirkeigenschaften.

Kationen stehen vorne im Wort: Calcium, Ferrum, Kalium, Natrium usw. und sind positiv geladen.
Anionen stehen hinten im Wort: fluoratum, phosphoricum, chloratum, sulfuricum und sind negativ geladen.

Calcium

- Verantwortlich für den Eiweißstoffwechsel
- Greift in die unspezifische Immunabwehr ein

Kalium

- Ist intrazellulär die wichtigste Verbindung

Natrium

- Ist extrazellulär die wichtigste Verbindung

Phosphate

- Aufbauend
- Wärmend
- Energetisierend

Sulfate

- Trennend
- Beendend
- Ausschließend
- Abbauend

Chloride

- Transporter
- Umwandler/Verwandler
- Binden Gifte
- Stoffwechselaktiv

Fluoride

- Geben Zusammenhalt

Schüßler Salze als Hausbestandteile (Modell)

Calcium ist das Gerüst, also die Hauswand.

Kalium ist unser Wohnraum.

Natrium ist der Vorgarten.

Magnesium ist der Heizungskeller.

Eisen ist die Lüftungsanlage.

Silicea ist der Architekt.

Die Entzündungsstadien lt. Schüßler

Bevor die einzelnen Mittel genauer besprochen werden, möchte ich aus Verständnisgründen noch die Einteilung der Entzündungsstadien erläutern, da Schüßler häufig davon ausgehend therapiert. Im Ganzen gibt es drei aufeinander folgende Stadien, die eine Entzündung – gleich welcher Art und egal an welchem Ort – immer durchläuft, wenn sie nicht rechtzeitig gestoppt wird.

1. Entzündungsstadium

Wissenschaftlich: Alterationsstadium,

Das 1. Entzündungsstadium ist gekennzeichnet durch Rötung, Schwellung, Schmerz. Es ist ein Anfangsstadium mit noch unspezifischen Beschwerden.

Korrespondierendes Salz: Ferrum phosphoricum Nr.3

2. Entzündungsstadium

Wissenschaftlich: Exsudationsphase,

Dieses Stadium ist gekennzeichnet durch deutliche Symptome (Manifestation) und Hautaffektionen.

Korrespondierendes Salz: Kalium chloratum Nr.4

3. Entzündungsstadium

Wissenschaftlich: Proliferationsphase,

Kennzeichen dieses Stadiums ist Wachstum durch Zellvermehrung (Wucherung), Regeneration von Haut und Schleimhaut, oft verbunden mit Heilungsstillstand.

Korrespondierendes Salz: Kalium sulfuricum Nr. 6

Herstellung der biochemischen Zubereitungen

Die Herstellung der Funktionsmittel erfolgt nach den Regeln des Homöopathischen Arzneibuches (HAB). Dort sind sowohl die Ausgangsstoffe als auch die Arbeitsmaterialen sowie die genaue Vorgehensweise bei der Herstellung exakt vorgeschrieben.

Die Ausgangsstoffe werden mit Milchzucker verrieben und dann potenziert und tablettiert bzw. in eine Salbengrundlage eingearbeitet.

Vereinfacht ausgedrückt erreicht man mit der Potenzierung einen optimalen Aufschluss der Ausgangssubstanzen, so dass sie auf Zellebene und im Zwischenzellraum den Stoffaustausch optimieren können.

Gemeinsamkeiten und Unterschiede von Biochemie und Homöopathie

Beide Methoden haben zum Ziel, die Gesundheit mit Arzneimitteln natürlichen Ursprungs zu unterstützen und Krankheiten oder Befindlichkeitsstörungen ganzheitlich zu heilen.

Ebenso benutzen beide Methoden die Potenzierung ihrer Wirkstoffe. Die Biochemie arbeitet rein in den niederen Potenzen, die Homöopathie dagegen in Nieder-, Mittel- und Hochpotenzen.

Im Wirkprinzip unterscheiden sie sich folgendermaßen: Die Homöopathie ist eine Reiztherapie zur Anregung der Selbstheilungskräfte, in der Biochemie werden fehlende Funktionsmittel auf energetischer Ebene ersetzt.

Auch die gegebenen Dosen sind unterschiedlich: in der Homöopathie bewegen wir uns in einem Bereich von 1-3 Globuli als Einzeldosis bis ca. 15-30 Globuli am Tag. In der Biochemie sind es 5-10 Tabletten im chronischen Fall, aber bis zu 20 Tabletten in akuten Situationen. Das bedeutet, dass wir mit der Biochemie rein stofflich eine größere Menge Wirkstoff zuführen.

Kombination der unterschiedlichen Methoden - was ist möglich?

Eine Kombination der Biochemie mit der Schulmedizin ist in der Regel immer möglich, sollte aber mit dem Therapeuten abgesprochen werden. Durch die bessere Reaktionsfähigkeit der einzelnen Zellen kann es unter gleichzeitiger biochemischer Therapie zu veränderten Wirkstärken der chemischen Substanzen kommen, so dass diese angepasst werden müssen.

Die Kombination mit Homöopathika sollte nur erfolgen, wenn keine Konstitutionstherapie durchgeführt wird und die homöopathischen Mittel in niedrigen Potenzen gegeben werden.

Dosierungen und Einnahmeempfehlungen

Die allgemeine Empfehlung lautet: bei akuten Erkrankungen alle 3-5 Minuten 1 Tablette lutschen, bei chronischen Beschwerden zwischen 5 und 10 Tabletten über den Tag verteilen.

Wer die Tabletten nicht lutschen mag, kann diese auch in Wasser auflösen und schluckweise trinken. Die Flüssigkeit sollte dann 15-30 Sekunden im Mund verbleiben.

Die Zubereitung sollte mit stillem Wasser oder Leitungs-
wasser erfolgen, umrühren bitte nicht mit Metallgegen-
ständen.

Die folgende Methode eignet sich auch für Patienten mit
Milchzuckerunverträglichkeiten: Löst man die Tabletten in
kaltem Wasser, enthält der klare Überstand die Mineralsalze, aber nur in geringen Anteilen den Milchzucker.

Es gibt auch bei Kuren noch die Möglichkeit des „Schüß-
ler-Drinks", bei dem außer den Sulfat-Salzen (5, 10 und
12) die gesamte Tagesdosis aufgelöst und über den Tag
verteilt schluckweise getrunken wird.

Die Sulfate sollten wegen ihrer ausleitenden Wirkung von
anderen Salzen getrennt eingenommen werden; dies gilt
auch für alle anderen Medikamente, da sie deren Wirkung
vermindern können.

Der Einnahmezeitpunkt sollte unabhängig von Essen o-
der Trinken sein, damit ein ausreichend langer Kontakt
mit der Mundschleimhaut gewährleistet ist - hier wird ein
Abstand von 15-30 Minuten empfohlen.

Ein Hinweis für Diabetiker: 1 Broteinheit (BE) entspricht
ca. 50 Tabletten.

Die Akut-Dosierungen für Kinder sind folgendermaßen:
Einzeldosis eine halbe Tablette bei Kindern unter 5 Jahren, 1 Tablette bei Kindern unter 8 Jahren und 2 Tabletten
bei allen älteren Kindern.

Es gibt mittlerweile auch Hersteller, die laktosefreie und
glutenfreie Tabletten anbieten, sowie biochemische Tropfen. Speziell bei den Tropfen braucht man recht große

Mengen, um auf die biochemischen Dosierungen zu kommen: 1 Tablette entspricht 10 Tropfen.

Auch gibt es mittlerweile Nasensprays oder Kosmetikprodukte auf der Basis der Schüßler Salze.

Eine besondere Form der Anwendung ist die sogenannte „Heiße Sieben": man löst 10 Tabletten eines Salzes in einem kleinen Glas heißem Wasser auf und trinkt dies schluckweise so warm wie möglich. Damit erreicht man eine Wirkungsverstärkung und Wirkungsbeschleunigung. Ursprünglich wurde diese Methode nur mit der Nr. 7 Magnesium phosphoricum durchgeführt, man kann sie aber auch mit den anderen Salzen benutzen. Sinnig ist dies in der Regel bei den Mitteln für akute Beschwerden, weniger bei chronischer Anwendung.

Die 12 Funktionsmittel

Nr. 1: Calcium fluoratum

Vorkommen

- Zahnschmelz

- Knochen

- Bänder

- Sehnen

- Haut

Schlüsselwörter

- Elastizität

- Stabilität

- Energie

Körperliches Bild

Das Bindegewebe ist schwach, was sich unter anderem in folgenden äußerlichen Merkmalen zeigt:

- eine generelle Hauterschlaffung, die nicht altersgemäß ist, mit ausgeprägten Halsfalten

- ein weicher, schlaffer Bauch, dies kann mit einer Senkung der Urogenitalorgane (Blase und Gebärmutter) verbunden sein und so zu Inkontinenz führen

- Neigung zu Krampfadern und Hämorrhoiden

- Divertikel und Hernien im Verdauungstrakt

- allgemeine Haltungsprobleme, teilweise mit Versteifungstendenzen im Rückenbereich

- Neigung zu Osteoporose und Bildung von Überbeinen

- lymphatische Stauungen, besonders im Bereich der Beine

Bei Kindern zeigt sich eine Neigung zu Problemen im Bewegungsapparat: Knick-Senk-Spreizfüße, schwache Sehnen, Bänder und Gelenke sowie eine Kariesneigung.

Auch das Herz leidet unter einer mangelnden Elastizität, was zum Bild des Altersherzens führt und oft von Arteriosklerose begleitet wird.

An der Haut und den Hautanhangsgebilden kommt es zu vielfältigen Störungen: An Händen und Füßen bildet sich schnell Hornhaut oder Schwielen, teilweise sogar Schrunden. Hände und Lippen sind rau und oft eingerissen, Nägel und Haare sind spröde, die Haare brechen ab, sie fallen nicht aus

Seelisches Bild

Dieser Typus leidet an einer allgemeinen Lebensängstlichkeit, er ist geistig eher unflexibel und hat oft Anpassungsschwierigkeiten an neue Situationen. Ihm fehlt der innere Halt und die innere Balance. Dies führt dann symptomatisch zu Benommenheit im Kopf, Konzentrationsschwäche, Vergesslichkeit, Abreißen von Gedankensträngen bis zu Unruhe oder sogar depressiven Verstimmungen.

Anwendung:

Bei Hautproblemen:

- Hornhaut

- rissige Haut

- Falten

- Schuppenflechte

- verhärtetes Narbengewebe

- Phimose

- Hautpilz- oder Nagelpilzerkrankungen

- harte, verhornte Warzen

Bei Problemen mit dem Bindegewebe und dem Bewegungsapparat:

- Venenschwäche mir daraus resultierenden Krampfadern, Besenreisern oder Hämorrhoiden

- verhärtete und eventuell verkürzte Sehnen

- Bänderschwäche

- Vorbeugung und Behandlung von Schwangerschaftsstreifen

- Organsenkungen; z.B. nach Geburten: bei begleitender Inkontinenz wird die Nr. 1 mit der Nr. 5 für die Reizweiterleitung kombiniert. Parallel sollte unbedingt ein Beckenbodentraining durchgeführt werden.

- Bei verhärtetem Brustgewebe, zyklusbedingt oder auch vor einer Mammographie, um Fehlbefunde zu vermeiden und die Untersuchung schmerzärmer zu gestalten, dann eine Woche vorher beginnen. Die homöopathische Alternative in diesem Fall wäre Phytolacca.

- unterstützend bei Osteoporose

- Überbeine

- Bei oder nach Knochenbrüchen in Kombination mit Nr. 2 und eventuell Nr. 22; optimale Kallusbildung und Heilung in der Akutphase erreicht man auch in Kombination mit den beiden homöopathischen Mitteln Arnica und Symphytum zusätzlich zu den Calcium-Salzen.

- Arthrose und Ablagerungen

- Fersensporn: in Kombination mit Nr. 11 und Nr. 2 als Dauertherapie über mindestens drei Monate; ist eine akute Entzündung vorhanden, sollte auch die Nr. 3 parallel eingesetzt werden.

- Bei Säuglingen mit einer Hüftdysplasie sorgt die Nr. 1 neben den orthopädischen Maßnahmen für eine optimale Ausformung der Gelenkpfanne.

Im Kopfbereich:

- Gerstenkörner (macht Hartes weich!)

- Vorbeugung des Grauen Stars bei familiärer Häufung: Nr. 1 steigert die Elastizität der Linse, Nr. 21 verbessert die Aufnahme und die Umsetzung des Retinals (Form des Vitamin A), daraus folgt besseres Dämmerungssehen und verbesserte Adaption. Die beiden Salze werden beide in der D12 im Wechsel mit jeweils 3 x 2 Tabletten eingesetzt.

- Vorbeugung von Karies und Parodontose. Parodontose kann als eine besondere Form des schwachen Bindegewebes verstanden werden. In beiden Fällen sollte die Nr. 1 mit der Nr. 11 kombiniert werden.

- chronische Nebenhöhlen- oder Mittelohrentzündungen, hier oft auch in Kombination mit der Nr. 11

Im Herz- und Gefäßbereich:

- bei Altersherz; eine gute Ergänzung ist hier der Weißdorn - ganz egal ob homöopathisch, spagyrisch oder pflanzlich

- Bei Arteriosklerose, die mit mangelnder Elastizität der Blutgefäße einhergeht. Dies ist oft erkennbar an einer geringen Blutdruckamplitude, d.h. einem geringen Abstand zwischen oberem und unterem Blutdruckwert (z.B. 110/90). Hier sollte die Nr. 1 dann mit Nr. 2 und Nr. 11 ergänzt werden.

Äußerliche Anwendung als Salbe

- bei Schrunden und Hautrissen sowie starker Hornhautbildung

- zur Bindegewebsstraffung, beispielsweise bei Cellulitis oder Schwangerschaftsstreifen

- nach Bänderrissen oder Bänderdehnungen

- bei oder nach Achillessehnenverletzungen

- bei Hämorrhoiden

- bei Krampfadern

Nr. 2: Calcium phosphoricum

Vorkommen

- Knochen

- Zähne

- Haut

- Muskulatur

Schlüsselwörter

- Kräftigung und Substanzaufbau

- Elastizität

- Stabilität

- Energie

- Suppenkasper / Zappelphilipp

- Regulation des Eiweißstoffwechsels

Körperliches Bild

- schlanker / schlaksiger Typ mit langen Gliedmaßen

- leicht brechende Knochen

- Kopfschmerzen nach großer geistiger Anstrengung, Schulkopfschmerz. Dieser geht oft vom Hinterkopf aus und kann von Angstgefühlen begleitet sein.

- Wetterfühligkeit

- Kopf ist so schwer, dass er abgestützt werden muss

- Neigung zu Nasenpolypen und chronischem Schnupfen

- ständiges Kältegefühl, aber unbedeckte Körperstellen schwitzen trotzdem (kann auch Nr. 22 sein)

- lange Rekonvaleszenzphasen

- oft Appetitlosigkeit

- beim Essen von großen Nahrungsmengen kommt es häufig zu einer sofortigen Darmentleerung

- bei Kindern: viele Wachstumsschmerzen an Kopf und Gliedmaßen, Verrenkungen, Zerrungen, zu schnelle Verdauung mit häufigen Durchfällen, dauernde Tubenkatarrhe und Schnupfen (in der Wärme Stockschnupfen, in der Kälte Fließschnupfen); konstitutionell eher schwächlich und dünn, sowie blass und zart

Seelisches Bild

- geistig sehr rege und flexibel

- variabler Freundeskreis von sehr unterschiedlichen Menschen

- liest gerne

- nervös und leicht erschöpfbar

- weiches Herz

- teilweise ängstlich und übervorsichtig durch mangelnde Ich-Stärke; dies kann sowohl zu Rückzug in die Isolation als auch in die Aggressivität führen

- alle Beschwerden bessern sich durch Geborgenheit und Ansprache

- Kinder sind oft der Zappelphilipp mit großem Bewegungsdrang (in der Schule oft unterfordert)

Die Nr. 2 hilft, die Balance zwischen Anspannung und Entspannung zu finden.

Anwendung:

Im Knochenbereich:

- Störungen der Knochenbildung und Förderung der Heilung bei Knochenbrüchen; gern kombiniert mit Nr. 1 und Nr. 22, sowie in der Akutphase homöopathisch mit Arnika und Symphytum

- schmerzende Knie- und Knöchelgelenke

- bei Osteoporose und Arthrose in Verbindung mit Nr. 1

- Überbeine: mit Nr. 1 und Nr. 3 über mindestens drei Monate

- als allgemein stärkendes Gewebemittel in Kombination mit Nr. 1 und Nr. 11

Bei Frauenbeschwerden:

- eiklarer Ausfluss

- Gebärmuttersenkung (in Kombination mit Nr. 1)

- Regelanomalien mit Krampfbeschwerden (in Kombination mit Nr. 7)

- Hitzewallungen und Herzklopfen im Klimakterium

Eine mögliche Ursache all dieser Probleme ist: Durch mangelhaften Umbau von über die Nahrung aufgenommenem Eiweiß in körpereigenes Eiweiß kommt es nur zu einem mangelhaften Aufbau von Hormonen

In der Rekonvaleszenz:

- Nr. 2 hilft beim Umbau von mit der Nahrung aufgenommenem Eiweiß in körpereigenes Eiweiß, dass für die Genesungsphase und auch für die Schleimhautregeneration gebraucht wird.

- steigert die Blut- und Zellneubildung

- setzt die Gefäßbrüchigkeit herab (führt z.B. zu weniger Nasenbluten)

- bei niedrigem Blutdruck und Blutarmut

Bei Kindern:

- Wachstumsschmerzen

- Zahnungsbeschwerden, langsamer und sehr schmerzhafter Zahndurchbruch mit starker Unruhe

- in Verbindung mit Nr. 7 bei drohenden Fieberkrämpfen[1]

Im Geistig-Seelischen:

- bei Unruhe, auch bei hyperaktiven Kindern (nur unterstützend), die abends noch mal richtig aufdrehen: nur als Abendgabe

- bei Jetlag: beruhigt die Nerven

- Bei drohendem Burn-Out: morgens die Nr. 2 gegen das Überdrehtsein, mittags die Nr. 5 gegen die nervliche Erschöpfung und abends die Nr. 7 gegen Stress und Verkrampfungen.

- bei gesteigerter Erregbarkeit der Nerven zusammen mit Nr. 7

Äußerliche Anwendung als Salbe

- Wachstums- und andere Knochenschmerzen (bei Kindern die Knie am Abend einreiben)

- Knochenhautreizungen

- nicht verhärtete Narben

- Beschwerden durch Knick- und Senkfüße

- Hautjucken bei älteren Menschen

---

[1] Achtung! Fieberkrämpfe sind eine ernsthafte Bedrohung der Gesundheit und erfordern eine sofortige ärztliche Behandlung und ggf. medikamentöse Therapie!

- Schulkopfschmerz (Nacken, Schultern und an der Wirbelsäule herunter einreiben)

Nr. 3: Ferrum phosphoricum

Vorkommen

- grundsätzlich in allen Zellen

- besonders aber in Muskeln, Blut und Milz

Schlüsselwörter

- Salz für das 1. Entzündungsstadium

- Muskelaufbau

- Blutaufbau

- Sauerstofftransport

- Energieträger

Körperliches Bild

- bei allen Arten von Erkrankungen herrscht eine Neigung zu dunklen Augenringen vor (das homöopathische oder allopathische Pendant wäre hier Echinacea; bitte aber nicht bei Autoimmunerkrankungen und nicht länger als 5-6 Tage am Stück)

- schwaches Immunsystem mit Neigung zu wiederkehrenden Erkältungskrankheiten

- Anfälligkeit für Erkrankung nach nassem oder kaltem Witterungseinfluß

- gerötete Wangen und Stirn, sowohl bei körperlicher Erkrankung als auch bei seelischer Belastung (im Gegensatz zur „Magnesium-Röte" ist die „Ferrum-Röte" heiß)

- struppige, trockene Haare

- Längs- und Querrillen in den Nägeln (allopathische Therapieergänzung mit Zink und Vitamin-B-Komplex)

- Sehnenentzündungen

Seelisches Bild

- häufige Konzentrationsstörungen und Gedächtnisschwäche

- schnelle Erschöpfung

- Nervosität

- besonders gut bei älteren Menschen, bei denen die Gedächtnisleistung plötzlich nachlässt

- Neigung zur Selbstüberforderung

- Diskrepanz zwischen Willensstärke und Durchsetzungskraft auf der einen und Angst vor seelischen Verletzungen und Kritik auf der anderen Seite

- der Patient kann sich schlecht den diversen inneren und äußeren Zwängen entziehen, dies erzeugt Reibung und so die oben erwähnte „Ferrum-Röte"

Anwendung:

- Erste-Hilfe-Mittel bei allen akut und plötzlich auftretenden Erkrankungen und Verletzungen (klassisch homöopathisch vergleichbar mit Arnica und Aconitum)

- Bei Erkältungskrankheiten und allgemeiner Abwehrschwäche schon bei den ersten Anzeichen: oft sind die Entzündungen am Anfang von klopfendem Charakter, werden dann aber im weiteren Verlauf unspektakulärer mit nur teilweise heftigen Episoden zwischen relativ symptomlosen Intervallen.

- nur leichtes Fieber (< 38,5°C)

- rote Vorwölbung der Trommelfells, das Ohr ist äußerlich gerötet und gereizt[2]

- diverse virale Infekte mit unspezifischem Beginn, leichten Ohrenschmerzen und Reizbarkeit; alle Beschwerden sind sowohl örtlich als auch zeitlich von häufigem Wechsel geprägt (evtl. stündlicher Wechsel mit Belladonna)

- Heiserkeit und Halsentzündungen nach Überanstrengung z.B. bei Sängern oder Rednern

---

[2] Bitte veranlassen Sie auch eine ärztliche Untersuchung.

- Hautrötungen: eine Blutüberfüllung durch Entzündungsreaktion (beispielsweise bei Ekzemen, Masern, Scharlach und ähnlichen Erkrankungen)

- Hitzewallungen im Klimakterium mit heißer Röte

- niedriger Blutdruck (Hypotonie) besonders nach Infekten, die die Eisenspeicher geleert haben und dadurch zu einem Sauerstoffmangel im Gewebe führen; begleitende Symptome sind starke Erschöpfung mit Kopfschmerzen und Sehstörungen sowie kalte Gliedmaßen und Muskelschwäche

- Tinnitus durch Stress und Überforderung

- akute (begleitend) und chronische Magenschleimhautentzündungen (Gastritis), gegebenenfalls begleitend zur ärztlichen Therapie

- Durchfall und Verstopfung im Wechsel, besonders bei älteren Menschen (Achtung! Dies kann ein Hinweis auf eine ernsthafte Erkrankung sein, bitte immer erst ärztlich abklären lassen!). Die Darmzotten sind Muskeln, die auf Myoglobin angewiesen sind, das Eisen enthält. Fehlt dieses, können die Muskeln nicht ausreichend häufig und stark kontrahieren, was zu Durchfällen führt. Das fehlende Eisen in der Darmwand führt dagegen zu Verstopfung. Eine sinnvolle Ergänzung der biochemischen Therapie ist z.B. der Floradix Kräuterblutsaft, eine Eisenquelle aus Gemüsen und Obst.

- alle Verletzungen wie z.B. Quetschungen, Verstauchungen, Riss- und Schürfwunden; hier verringert das Eisen die Blutungsneigung

- leichte Verbrennungen z.B. der Mundschleimhaut durch zu heiße Getränke (sonst sind Verbrennungen ein Fall für die Nr. 8)

- Schmerzen

- Muskelkater nach Überlastung, Nr. 3 bekämpft den Sauerstoffmangel nach Belastung in der Muskulatur und sorgt für den Schlackenabtransport

- Schlaflosigkeit durch Gedankenflut (homöopathisch vergleichbar ist Coffea)

Äußerliche Anwendung als Salbe

- Muskel- und Gliederschmerzen

- Insektenstiche

- stumpfe Sportverletzungen

- akute Gelenkentzündungen (unterstützend)

Nr. 4: Kalium chloratum

Vorkommen

• Schleimhäute

• rote Blutkörperchen

• Drüsen

Schlüsselwörter

• Salz für das 2. Entzündungsstadium (meist ca. 3-4 Tage nach dem eigentlichen Erkrankungsbeginn)

• Entgiftung (fungiert als eine Nierenstütze)

• Blutreinigung

• Bild: ein galliges HB-Männchen

• dieses Salz hilft dem Körper bei der Entscheidung, ob eine Krankheit überwunden wird oder chronifiziert

Körperliches Bild

• Grundsatz: alle Entzündungen heilen nie richtig aus

• empfindliche Schleimhäute, die regelmäßig bis dauerhaft entzündet sind; dies äußert sich z.B. in Magenschleimhautentzündung (Gastritis), Nebenhöhlenentzündung (Sinusitis) oder auch Sehnenscheidenentzündung (Tendinitis)

• lange bestehende Gerstenkörner unter den Augen (sonst Nr. 1)

- Menstruationsprobleme

- Besenreiser und Ödeme an den Beinen

- geschwollene Lymphknoten

- Neigung zu Übergewicht und Korpulenz, besonders mit Ausbildung von „Rettungsringen" im Bauchbereich

- milchig-bläuliche Gesichtshaut

Seelisches Bild

- sehr emotionale und oft überschießende Reaktionen

- kann sich nur schlecht distanzieren, löst sich gedanklich nicht von seinen Problemen

- sucht die Schuld oft bei den Anderen

- Bild: „die Nase voll haben"

Anwendung

Im Haut-/Schleimhautbereich:

- allgemeines Mittel zum Schleimhautaufbau

- Augenentzündungen; starke Sekretproduktion besonders morgens, das Sekret selber ist zäh, aber klar

- Ohrenentzündung: alles ist verstopft, die Schmerzen sind eher drückend als stechend, da der Schleim (klar und zäh) von innen auf das Trommelfell drückt. Man hört sich selbst quasi von innen und hat ein Knacken im Ohr.

- Bläschenausschlag im Mund: Kombination mit Nr. 3 gegen die Entzündung und Borax D4 oder D6 zur Milieuänderung

- Geruchs- und/ oder Geschmacksverlust nach Antibiotikatherapie

- zäher, klarer Schleim in den Atemwegen, der vom Aussehen und der Konsistenz wie Eiklar ist; er kann wegen der Zähigkeit weder ausgehustet noch ausgeschneuzt werden (in der Allopathie ist dies vergleichbar mit dem Wirkstoff Ambroxol)

- Husten, der aus einem Reizhusten entstanden ist und sich dann festgesetzt hat

- unterstützend bei Pseudokrupp (akut und chronisch) als „Heiße 7"[3]

- Entzündungen der Magen-Darm-Schleimhaut; unterstützend bei Morbus Crohn und Colitis ulcerosa in Kombination mit Nr. 6 (jeweils mit 2 mal 4 Tabletten); ein besonderes Kennzeichen ist, dass trotz der Erkrankung eine Vorliebe für fettes Essen vorherrscht

- Lipome (langsam wachsende, gutartige Fettgewebewucherungen)

Am Bewegungsapparat:

- Sehnenscheidenentzündung mit Verschlechterung durch Bewegung

---

[3] Auch hier ist ein Arztbesuch unabdingbar!

- Gelenkentzündung mit Verschlechterung durch Bewegung; teilweise sind im Gelenk sogar Kristalle ausgefallen

- Morbus Sudeck: ein durch eine geringe Verletzung ausgelöstes Schmerzsyndrom mit sensiblen und motorischen Schäden (auch: sympathische Reflexdystrophie); akut in der D3 3 mal täglich 4 Tabletten, dann noch für 2 Wochen auf 3 mal 2 Tabletten reduzieren

Zur Entgiftung:

- Entgiftung nach Röntgen, Narkose, Impfung oder starkem Medikamentenkonsum (Achtung: bei notwendiger Dauermedikation 2 Stunden Einnahmeabstand und ärztliche Kontrollen!)

Zur Blutverdünnung:

- bei Flugreisen

- Pillen-Einnahme (nur in der Pillenpause)

- *nicht* bei Marcumar-Patienten (oder vergleichbarer Medikation)

- Einnahme nur mit 1 mal 1 Tablette unter Berücksichtigung der Dauermedikation

- bei Operationen oder vergleichbaren Eingriffen eine Woche vorher absetzen

Äußerliche Anwendung als Salbe

- Stockschnupfen

- Sinusitis

- Wundheilungsförderung

- Tennisarm / Sehnenscheidenentzündung (chronisch)

- Herpes

- Warzen

- Hühneraugen

- Couperose

- Besenreiser

Nr. 5: Kalium phosphoricum

Vorkommen

- Gehirnzellen

- Muskelzellen

- Nervenzellen

- Alle Zellen mit sehr hoher Stoffwechselaktivität

Schlüsselwörter

- Nervensalz, sowohl im körperlichen als auch im seelischen Bereich

- Stärkung für Körper, Geist und Seele

Körperliches Bild

- stumpfe und matte Augen

- eingefallene Schläfen

- graue Gesichtshaut

- große körperliche Schwäche

- Neigung, sich zu überfordern; Burn-Out-Gefahr

- regelmäßige Hungerattacken

- häufige Verdauungsprobleme

- Mundgeruch und Zahnfleischbluten

Seelisches Bild

- melancholisch, nicht direkt depressiv

- verzagte Angsthasen

- Mangel an Nervenkraft, zum Beispiel durch chronische Überarbeitung, Sorgen, länger andauernde Furchtzustände; Folgen davon sind dann Hinfälligkeit, Schwäche und noch größere Ängstlichkeit (Teufelskreis). Der Kaliumanteil wirkt der Anspannung entgegen, der Phosphatanteil bewahrt vor zu großer Fürsorglichkeit.

- seelische Schwäche

- Neigung zu Stimmungsschwankungen und Hysterie

- Hypochondrie

- Der typische Patient vermeidet alle Art von Anstrengung und wünscht ein reizarmes Leben.

- Dieses Salz ist allopathisch ein wenig dem Johanniskraut vergleichbar: Es bringt Licht in die Seele.

Anwendung:

Herz-/Kreislaufbereich:

- bei Schwäche der Herzmuskulatur

- bei Herzrhythmusstörungen: Nervosität, Gereiztheit und Erschöpfung führen zu einer muskulären Herzschwäche mit beschleunigtem Herzschlag (Tachycardie). Ursache ist hier meist eine Reizleitungsstörung, deren erste Symptome Extrasystolen (Herzstolpern) sein können. Möglich ist auch ein Blutdruckabfall mit wechselnd zu schnellem und zu langsamen Herzschlag

(Tachycardie und Bradycardie im Wechsel), die Herz-schwäche ist dann eine mögliche Folge. Dosierung mit 3 mal 4 Tabletten pro Tag und Kombination mit Nr. 7 in der gleichen Dosierung sowie phytotherapeutisch, homöopathisch oder spagyrisch mit Crataegus (Weiß-dorn). Suchen Sie zusätzlich einen Arzt auf!

• Schwindel, wenn begleitet von Benommenheit und Müdigkeit; Durch Burn-Out, Kummer oder Angst wird sehr viel Kalium verbraucht, so dass sich die Blutgefäße weit stellen. Hier verbessert das Kalium die verringerte Reizweiterleitung zu den Muskeln und das Phosphat mildert die Schwäche nach auszehrenden Situationen. Man kann diesen Effekt homöopathisch mit Acidum phosphoricum in niederer Potenz steigern, dies ist hilfreich für Patienten nach kachektischen Zuständen.

Restlicher Körper:

• kreisrunder Haarausfall nach Kummersituation

• vorzeitiges Ergrauen

• Lidlähmung durch Stress mit Ermüdungserscheinungen oder nach auszehrenden Krankheiten

• Bettnässen bei Kindern, wenn diese einen Hang zu depressiven Verstimmungen haben

• Blasenschließmuskellähmung, hier sollte optimalerweise mit Causticum klassisch homöopathisch kombiniert werden

• Wehenschwäche oder Impotenz, wenn die Ursache übergroße Verzagtheit ist

- Arthritis, die sich bei Wärme bessert; mit reißenden ziehenden Schmerzen; Gelenke sind nach Ruhephasen steif, wobei langsame Bewegung die Beschwerden bessert, heftige Bewegungen aber alles wieder verschlimmern. Homöopathisch ist Rhus toxicodendron eine Alternative.

- Erschöpfungs- und Schwächezustände: gut, wenn man nach dem Arbeitstag geschafft ist, aber abends zwingend noch mal los muss

- Schlaflosigkeit durch Erschöpfung: „zu müde zum Schlafen"

- unterstützend als Antiseptikum bei schweren Infektionen mit Fieber über 38,5°C - dies wäre eventuell als 4. Entzündungsstadium zu werten und entspricht in der klassischen Homöopathie Lachesis C30

- Auffällig ist, dass die Körpersymptome als Ursache immer eine seelische Komponente haben.

Seelischer Bereich

- Erschöpfungs- und Schwächezustände

- nach Trennungssituationen

- Gedächtnisschwäche und Konzentrationsstörungen

- Angst vor bestimmten Situationen, zum Beispiel vor Beerdigungen: abends 10 Tabletten (heiß), unmittelbar vor der Beerdigung wiederholen

- Prüfungsangst: am Abend vorher 10 Tabletten heiß, am Morgen 5 Tabletten; bei anstrengenden Lernphasen zur besseren Konzentration auch über Wochen mit 3 mal 2 Tabletten

- alle seelisch schwierigen Zustände wie Heimweh, Platzangst, Verstimmungen, Ängstlichkeit, Melancholie, Liebeskummer: wirkt gemütsaufhellend

- in der Pubertät reguliert es die krassen Gegensätze: viele Reize von innen und außen, viele Ängste und Enttäuschungen, aber auch Neigung zur Selbstüberschätzung und zum Auspowern

Äußerliche Anwendung als Salbe

- Nervenschmerzen, Neuralgien

- Muskelkrämpfe durch Überanstrengung

- Windeldermatitis

- Nesselsuchtartige Hautausschläge

- nervöser Darm

Nr. 6: Kalium sulfuricum

Vorkommen

• Haut- und Schleimhautzellen

• Leberzellen

Schlüsselwörter

• Salz für das dritte Entzündungsstadium

• Leberaktivator bei Leberschwächlingen

Körperliches Bild

• Neigung zu chronischen Erkrankungen: diese schwächen den Organismus dann weiter, die Reizschwellen sind herabgesetzt und es kommt zu einer überdimensionalen Beschäftigung mit körperlichen und seelischen Symptomen

• bei Kindern Neigung zu chronischen Erkältungen

• ständiges Frösteln

• häufiges Gefühl von Mattigkeit, das zum Abend hin immer stärker wird, da der dann höhere Bilirubinspiegel durch mangelnde Leberleistung ansteigt

• Haut ist stark pigmentiert und hat viele Muttermale; Neigung zu Akne und Ekzemen (Hautreaktionen deuten oft auf eine überlastete Leber hin)

• braun-gelbe Verfärbungen im Augenbereich

- beim heftigen Lachen verfärbt sich die Haut nicht rötlich durch die stärkere Durchblutung, sondern bräunlich durch Bilirubin-Einlagerungen

- Gelenkentzündungen mit wandernden Schmerzen, die oft nach Durchnässung auftreten

- Schlaf unterbrochen von Albträumen und mit Erwachen zur Leberzeit zwischen 1 und 3 Uhr morgens

- alle Beschwerden werden zum Abend hin schlimmer

- Bedürfnis nach frischer Luft

Seelisches Bild

- Neigung zu Melancholie

- Der typische Patient neigt zum Ignorieren der eigenen Bedürfnisse.

- Dieser Typ findet kein Ende und daher auch keinen neuen Anfang; das Salz hilft, Sachen zu Ende zu bringen.

Anwendung

Atemwege

- chronische Schleimhautentzündungen mit Schnupfen, Stirnhöhlen- und Rachenentzündungen, chronische Bronchitis mit Rasselhusten

Haut und Hautanhangsgebilde

- Ekzeme

- Schuppenflechte

- Akne

- Neurodermitis

- Wachstumsstörungen von Haut und Nägeln

- Haare ergrauen vorzeitig und fallen aus

Schleimhäute

- eitrige Bindehautentzündung (unterstützend)

- verschleppte Blasenentzündung; parallel zum Antibiotikum mit zeitversetzter Einnahme

Leber und Galle

- Stärkung der Leberfunktion in Sinne von Ausleitung und Entgiftung

- nach Hepatitis

- nach Kinderkrankheiten

- mindert Gallenprobleme, die durch verminderte Leberfunktion verursacht werden

- vergleichbare Wirkung wie phytotherapeutisch, homöopathisch oder spagyrisch das Silymarin aus der Mariendistel

Äußerliche Anwendung als Salbe

- chronische Hauterkrankungen

- schlecht heilende Wunden

- eitrige Hautausschläge (unterstützend)

- Hautpflegemittel bei unreiner Haut

- Nebenhöhlenentzündung und Stockschupfen mit gelblichem Sekret

- Leberfunktionsstörungen (auch als Leberwickel)

Nr. 7: Magnesium phosphoricum

Vorkommen

- Knochen

- Nerven

- Muskeln

- Gehirn

- rote Blutkörperchen

- Leber

- Schilddrüse

Schlüsselwörter

- Schmerzen

- Entkrampfung

- Sucht; Bei Verlangen nach Schokolade, Pudding, Keksen und ähnlichem verringert die Nr. 7 das Verlangen und reduziert die Übersäuerung durch diese Nahrungsmittel (Das Salz ist basenbildend).

- Stress: bei Stress herrscht ein hoher Adrenalinspiegel im Blut, das sympathische Nervensystem arbeitet auf Hochtouren; gut einsetzbar bei vegetativer Dystonie

- Besserung durch Wärme und Gegendruck, Verschlechterung durch Kälte

- harmoniert gut mit Nr. 5 bei der Lösung von Erregungszuständen

- harmoniert gut mit Nr. 2 als Stärkungsmittel

Körperliches Bild

Krämpfe und Verspannungen aller Art

- körperliche Verspannungen und Stress verschlimmern sich gegenseitig, so dass ein Teufelskreis entsteht

- Migräne (Gefäßkrämpfe im Schläfenbereich)

- Bluthochdruck durch Stress und Anspannung

Verdauungstrakt

- mangelnde Enzymtätigkeit

- Bauchorgane krampfen zusammen

- Blähungskoliken bei hektischen Essern: diese schlucken viel Luft beim Essen und atmen falsch

- Blähungskoliken bei Säuglingen: hektisches Saugen, leicht ablenkbar, reizbar, nervös, extrem aufmerksam, schrecken beim kleinsten Anlass aus dem Schlaf hoch, haben Angst etwas zu verpassen; gehen Blähungen ab, bessert das das Befinden nicht

Schlaf

- Schlafstörungen, fördert normalen Tag-Nacht-Rhythmus

Schmerzen

* allgemein erhöhte Schmerzempfindlichkeit

Seelisches Bild

Kinder

* Unruhe

* Neigung zu Krämpfen aller Art

Ängste

* diffuse Ängste und Angst vor Neuem: „ich mache alles falsch, ich genüge nicht den Ansprüchen, ich werde mich blamieren"

* Angst als Verspannung der Seele

* Angst und Stress führt zur Ausbildung von hektischen roten Flecken im Gesicht und am Hals (im Gegensatz zur „Ferrum-Röte" sind diese Flecken kühl)

Stimmung

* rasch wechselnde Stimmungslage

* leicht erregbar

* Aggressivität

* Morgenmuffel: bei diesen Menschen kann die Nr.7 morgens anregend und abends beruhigen wirken

Anwendung:

Bewegungsapparat

- Muskelschmerzen und -krämpfe

- unterstützend beim Schleudertrauma mit Muskelverhärtungen

- Wadenkrämpfe

- Verspannungen, besonders im Nackenbereich durch Stress mit daraus resultierenden Kopfschmerzen: Kopfschmerzen steigen von Nacken ausgehend den Hinterkopf hoch und wandern nach vorne; bei Kindern können diese Verspannungen auch von unklaren Kopf- oder Bauchschmerzen begleitet sein

Verdauungstrakt

- Schmerzen durch Blähungskoliken

- Gallenkoliken, die durch Kälte ausgelöst wurden und sich durch Gegendruck und Zusammenkrümmen bessern; Koliken kommen anfallsweise und wie Wehen

- mangelnde Enzymtätigkeit bei der Verdauungsarbeit: Enzymproduktion wird mit einer Kombination aus Nr. 7, 9, 10 und 11 angeregt (allopathisch Enzym Lefax)

Frauen

- krampfartige Bauchschmerzen während der Periode

- Dysmenorrhoe bei gestressten und nervösen Frauen; Attacken beginnen anfallsweise am Tag vor der Periode; der Blutfluss ist auch in der Nacht sehr stark (allopathisch Buscopan oder Buscopan plus)

- klimakterische Hitzewallungen; Frauentyp: gestresst, sehr angespannt und nervös, Neigung zu hektischen Flecken, körperlich und seelisch großer Wärmebedarf, Schlaf- und Verdauungsstörungen, Blutverteilungsstörungen

Gefäße

- unterstützend zur Entkrampfung der Bronchien bei Krupp-/Pseudokruppanfällen als „Heiße Sieben"[4]

- Arterioskleroseschutz bei mäßig erhöhten Cholesterinwerten bei Stressmenschen; man braucht das Magnesium zum Abbau der Fettsäuren aus den Cholesterinestern; meist gleichzeitige Erhöhung der Triglyceridwerte; in Kombination mit Cholesterinum D12 3 x 1 Tablette (nur bei grenzwertig erhöhten Werten, massive Erhöhungen müssen allopathisch behandelt werden!)

Schlafstörungen

- besonders durch nervliche Erregungs- und Unruhezustände ausgelöst, von Gedankenflut begleitet

---

[4] Eine ärztliche Therapie ist unbedingt erforderlich!

- Anwendung als Kur mit Nr. 11: Nr. 11 als „Heiße Sieben" nach dem Abendessen, Nr. 7 als „Heiße Sieben vor dem Zubettgehen über 4 - 6 Wochen als Kur

Nerven (körperlich und seelisch)

- ausbalancieren von gesteigertem Sympathikus und vermindertem Parasympathikus: Behandlung der sogenannten vegetativen Dystonie

- nicht- organische Herzrhythmusstörungen in Kombination mit Nr.2

- Neuralgien: Symptome sind in der Regel bohrende Schmerzen, die sich an der Nervenbahn entlangziehen können (z.B. bei Gürtelrose, Trigeminus-Neuralgien oder Zahnschmerzen mit Heiß-Kalt-Empfindlichkeit); meist wird durch eine Verspannung seelischer oder körperlicher Ursache (evtl. auch Entzündungsreaktion) ein Nerv eingeklemmt

- Lidzucken: Reizweiterleitungsstörung, wird optimalerweise mit Nr. 11 kombiniert

- Restless-Legs-Syndrom (unruhige Beine): in Kombination mit Nr. 11 und Nr. 21

- Erwartungsangst: Lampenfieber, Prüfungsangst, Zahnarzt und ähnliches (vergleichbar dem homöopathischen Argentum nitricum)

- Neigung zu übersteigerten Reaktionen

- hyperaktive Kinder (unterstützend) im Kombination mit Nr. 5

- heftiger, unerklärlicher Juckreiz

Äußerliche Anwendung als Salbe

• reißende und krampfartige Schmerzen

• Spannungskopfschmerzen

• Verspannungen

• Neuralgien

• Ischiasbeschwerden, Hexenschuss

• nervös bedingte Verdauungsbeschwerden und Unterleibskrämpfe

• trockene und juckende Ekzeme (besonders Altersjucken, wenn starke Diskrepanz zwischen körperlichem Verfall bei geistiger Klarheit; sonst Nr. 8)

• Dysmenorrhoe (den unteren Bauch und Lendenwirbelbereich einreiben)

• schmerzhafte Blähungen (um den Bauchnabel herum im Uhrzeigersinn einmassieren)

Nr. 8: Natrium chloratum

Vorkommen

- Zwischenzellflüssigkeit

- Knochen und Knorpel

- Magen

- Niere

- andere schlecht durchblutete Gewebe wie zum Beispiel die Augenlinse oder die Bandscheiben

Schlüsselwörter

- Be- und Entwässerungssalz: reguliert den Flüssigkeits- und Wärmehaushalt der Zellen und damit ihre Ernährung -> hat ein Gewebe einen Flüssigkeitsüberschuss (Wassereinlagerungen), wird das Zuviel wieder in den Blutkreislauf abgeleitet. Herrscht ein Wassermangel vor (trockene Haut und Schleimhäute), werden diese mit Feuchtigkeit versorgt.

- Sonne ist Gift

- Besonderheit: einziges Salz mit möglicher Erstverschlimmerung, daher langsame Steigerung der Dosierung

- hat ab der D12 schon deutliche psychische Wirkungen

- Kummermittel

Heike Fabry

Körperliches Bild

Allgemeines

- durch den gestörten Flüssigkeitshaushalt verarmen die Zellen an Natrium, so dass sie weniger Zellwasser binden können, dadurch gestörte Reizweiterleitung und schlechter Ernährungszustand der Zellen

- durch zu wenig Zellflüssigkeit sind die für die Immunabwehr wichtigen Phagozyten nicht beweglich genug

- Kinder haben oft eine feuchte Aussprache und sabbern viel

- mangelndes Durstgefühl; alles Getrunkene wird sofort wieder durch Urinieren dem Körper entzogen

- Ödeme

- Cellulitis

- grobporige Haut

- alle Häute und Schleimhäute sind zu trocken und führen zu Beschwerden: Bindehautreizung, trockene Scheide, infektanfällige Atemwege und vieles mehr

- starkes Bedürfnis nach gesalzenen Speisen, Bedürfnis zum Nachsalzen des Essens

- Neigung zu Ulcus-Krankheiten nach langdauernder oder nicht verarbeiteter Kränkung

- nicht lokalisierbare Kopfschmerzen, oft von einem unerklärlichen Trauergefühl begleitet

- Herpes labialis besonders nach Hitzeexposition, Sonnenlicht, hormonellen Dysbalancen oder seelischen Erschütterungen

- großes Verlangen nach süßen und salzigen Speisen, Magen fühlt sich extrem ausgezehrt an und ist empfindlich, ständiges Sodbrennen mit Übelkeit

Haut

- Allergien und Nesselsucht, Sonnenallergie, Sonnenstich, Verbrennungen; Hautzustand zu trocken

- Lippen sind spröde und aufgesprungen, eingerissene Mundwinkel, Riss in der Mitte von Ober- und / oder Unterlippe

- Haarausfall

Gelenke, Extremitäten

- kalte Hände und Füße

- knackende Gelenke, die den Beginn des Austrocknungszustandes markieren; schreitet die Erkrankung weiter fort, wird oft eine Arthrose daraus; dies kann bis zum Bandscheibenvorfall gehen, wenn die Wirbelkörper zu stark austrocknen

Seelisches Bild

- Einzelgänger, eher introvertiert und zu Grübeleien neigend

- Kinder sind zu ernst für ihr Alter

- Der typische Patient verliert leicht nach einer Enttäuschung den Glauben an das Leben, oft ist diese Situation sogar der Beginn einer Depression

- Liebeskummer ist immer mit totaler Verzweiflung verbunden

- nach Trennungen oder Todesfällen sind extrem lange Trauerphasen von mehr als 2 Jahren möglich

- Gefühl der Überforderung

- freudlose Menschen, die still vor sich hin leiden; sie mögen nicht gern getröstet werden, weil sie das als zu starken Reiz empfinden

- Patienten mögen generell keine großen Lebensreize wie zum Beispiel Sonne, Temperaturschwankungen, Veränderungen, Reisen. Durch die ohnehin geschwächte Lebensenergie führen diese Reize zu einer verminderten Immunabwehr, man nennt dies den „gemäßigten Lebenstypus"

Anwendung:

Kopf

- Haarausfall: büschelweiser Haarausfall in der Schwangerschaft mit trockenen Schuppen auf der Kopfhaut; Haarausfall in oder nach einer Depression oder Kummersituation; rasches Ergrauen der Haare beginnend im Stirnbereich

- Bindehautentzündung mit oder ohne Tränenfluss

- Ohrenschmerzen durch Verlegung der Eustachischen Röhre durch Schleimhautschwellung, begleitet von Knackgeräuschen im Ohr

- Fließschnupfen, der sich mit verstopfter Nase abwechselt und eine wunde Haut hinterlässt

- Kopfschmerzen: ausgelöst durch Kummer oder übertriebenen Ehrgeiz; Verschlechterung bei Licht, Wärme und Lärm; schlimmste Zeit zum Sonnenhochstand, sprich um die Mittagszeit herum; begleitet von Sehstörungen und Flimmern

Haut

- trockene Haut und Schleimhäute mit starkem Juckreiz

- Akne: tritt oft in kritischen Lebensphasen auf oder schon sehr früh in der Pubertät (8-10 Jahre); Papeln und Komedonen am Haaransatz, das restliche Gesicht ist hell und glänzt

- bei Sonnenbestrahlung Ausbildung von sogenannter „Mallorca-Akne"

- jede Hormonumstellung bei Frauen führt zu einer Über-säuerung mit Hautreaktionen

- Ekzeme oder Hautausschlag mit Bläschen: klarer Bläs-cheninhalt ist Nr. 8 (homöopathisch Rhus toxicodend-ron), gelblicher Bläscheninhalt Nr. 10 (homöopathisch Mezereum, Hepar sulfuris oder Graphites)

Weiteres

- Wassereinlagerungen (sollten immer ärztlich abgeklärt werden, da sie auch von einer Herz- oder Nierenerkran-kung herrühren können)

- Cellulite: in Kombination mit Nr. 1 und 11

- Bluthochdruck: nur bei Werten im Grenzbereich (max.140/90) nach ärztlicher Abklärung

- Verdauungsstörungen wie Durchfall und Verstopfung; ein Wechsel von Durchfall und Verstopfung kann auf eine ernsthafte Erkrankung hinweisen, bitte abklären lassen

- PMS-Symptome: bei introvertierten Frauen, wenn Heu-len ohne Wut begleitend auftritt

- Unterstützung bei der Amalgam-Ausleitung: kombiniert mit Mercurius solubilis D12

- Unterstützung bei der Entgiftung nach Medikamenten, Alkohol, organischen Giften: Kombination mit Nr.4. Es gilt das Prinzip: Befeuchten, wasserlöslich machen, ausscheiden

Äußerliche Anwendung als Salbe

- Blasen (Brand- oder Scheuerblasen)

- wunde Nase bei Schnupfen

- wunde Hautstellen durch Schweiß

- rissige Lippen oder Mundwinkel

- Hautschuppen oder trockene Haut allgemein

Nr. 9: Natrium phosphoricum

Vorkommen

- Gehirn

- Muskeln

- Nerven

- rote Blutkörperchen

- Bindegewebe

Schlüsselwörter

- Entsäuerungssalz: säurebindend und säureausscheidend

- Stoffwechselaktivator

- Hektiker

- Leberschwächling

Körperliches Bild

Haut

- viele Mitesser

- fettiger Glanz auf der Nase

- Pickel, vorwiegend im Kinn- und Mundbereich

- Akne, die nie richtig abheilt

- viele Eiterungsprozesse: durch Übersäuerung des Milieus kann die Phagozytose nicht richtig ablaufen

- ca. 1 Stunde nach einer Mahlzeit kann man am Kinn („Säurekinn") und an der Nase eine charakteristische Rötung erkennen

Verdauung, Stoffwechsel

- Stoffwechsel überlastet durch Übersäuerung: Blähungen, allgemeine Verdauungsstörungen, Sodbrennen, saures Aufstoßen, Magenschleimhautentzündung, Beschwerden nach Fettgenuss, Neigung zu Gallensteinen und anderen kristallinen Ablagerungen, Gicht durch zuviel Harnsäure, häufige Blasenentzündungen

- Heißhunger auf Süßes

Bewegungsapparat

- Muskelverspannungen

Aussehen

- Hängebacken

- Doppelkinn

- je nach Alter unterschiedliches Aussehen: jung: starke Hautprobleme und eher hager; ab ca. 45 Jahren: Beginn des metabolischen Syndroms mit Übergewicht, Hamsterbacken, Doppelkinn

Seelisches Bild

• häufig gereizt oder sauer: Männer sind Choleriker, Frauen neigen eher zur Hysterie

• Übersäuerung führt zu Adrenalinüberschuss, man ist geistig hellwach, konzentriert und rege; Dieser Typus ist meist ein Leistungsträger, ein Powermensch.

• Angst vor dem Alleinsein

• nicht sehr sensibel

• reagiert sauer, wenn es nicht nach seinem Willen läuft; diese Menschen vergeuden sehr viel Energie damit, andere zu ihrem Glück zu zwingen, diese Energie fehlt dann dem eigenen Stoffwechsel

Anwendung

Haut/Schleimhaut

• fettige Gesichtshaut oder Akne

• Haarausfall durch Übersäuerung der Haarbälge

• bei schwereren Beschwerden oder nicht ausheilender Akne: Kombination der Nummern 9, 10 und 11 (Nr. 9 entsäuert das Milieu, Nr. 10 fördert die Ausscheidung und Nr. 11 stärkt das Bindegewebe)

• tief im Gewebe liegende Hauteiterungen wie Abszesse, Gerstenkörner oder Ulcus cruris

• gelbe Absonderungen von Nase, Augen oder Bronchien

Stoffwechsel, Verdauung

- Störungen der Fettverdauung (Steigerung der Verwertung von Fett, aber auch von Kohlenhydraten und Eiweiß)

- Blähungen

- Sodbrennen, saures Aufstoßen, Magenübersäuerung: ist bei längerer Anwendung besser geeignet als das homöopathische Nux vomica in niederen Potenzen

- Begleittherapie bei Gicht und Rheuma

- akuter Gichtanfall; unterstützend mit einer Kombination aus Nr. 9, 10 und 11: 3 x 4 Tabletten je Salz

- Spulwürmer (unterstützend)

Äußerliche Anwendung als Salbe

- Hühneraugen

- Furunkel

- fettige Haut

- Milchschorf

- rheumatische Gelenkbeschwerden

- Gelenkentzündung: zusammen mit Nr. 3 und Nr. 4 ein- bis zweimal täglich als Salbenverband

- nach fettreichen Mahlzeiten im Unterbauchbereich und/ oder Leberbereich einmassieren

Nr. 10: Natrium sulfuricum

Vorkommen

- Darm

- Gewebeflüssigkeit

- Bindegewebe

- Leber

- Niere

- Bauchspeicheldrüse

Schlüsselwörter

- Entschlackungssalz

- Aktivator von Leber, Galle, Niere, Blase und Dickdarm

- harmoniert gut mit Nr. 6(Unterscheidung: Nr. 6 regt eher nur die Leber an und betrifft den akuten Einzelfall, Nr. 10 betrifft den gesamten Stoffwechsel und wird eher bei häufiger auftretenden oder chronischen Beschwerden eingesetzt)

Körperliches Bild

Allgemein

- Alle Beschwerden sind chronisch wiederkehrend.

- ständiges Frieren, sogar im Bett

- Kopfschmerzen

Verdauung, Stoffwechsel

- Neigung zu Verstopfung

- stinkende Blähungen

- Durchfall

- Ursache: Es findet keine richtige und vollständige Entgiftung über Leber und Galle statt, da diese nicht ihre
volle Leistung bringen können. Der Sulfatanteil aktiviert
den Stoffwechsel in diesen Organen.

- Der typische Patient kann keine einengende Kleidung
um die Körpermitte ertragen.

- Neigung zu Adipositas

- Verlangen nach Alkohol und kalten Speisen

Bewegungsapparat

- geschwollene Hände, Beine und Füße durch Wassereinlagerungen (diese zeigen sich auch an anderen Körperstellen z.B. als Tränensäcke)

- Gelenkschmerzen bei feucht-kaltem Wetter

Haut/Schleimhäute

- Juckreiz

- Schuppenflechte

- Neurodermitis

- Herpes

- Urticaria

- violetter Schimmer im Gesicht und helle Färbung um den Mund

- chronisch gelblich-grüne Ausscheidungen der Atemwege

Seelisches Bild

- trübe Gedanken

- kann nach Auseinandersetzungen nicht verzeihen

- grundsatztreu, „Prinzipienreiter": lehnt Andersdenkende ab und ist dann frustriert

Anwendung:

Stoffwechsel/Verdauung

- Verstopfung

- morgendlicher Durchfall

- Blähbauch

- Entgiftung zur Unterstützung von Leber und Galle

- Unterstützung der Verdauungsorgane vor oder nach reichlichem Essen: Nr. 9, 10 und 11 am Tag vorher (wenn möglich) und am Tag des Essens mit 3 x 4 Tabletten je Salz

- Abnehmen: Nr. 9, 10 und 11 über 6 Wochen. Damit erfolgt eine Anregung der Mitochondrien (Energiezentralen der Zellen) in den Verdauungsorganen. Die Kur hilft bei dauerhaften Gewichtsproblemen (erreichbar sind ca. 3-4 kg maximal).

Haut/Schleimhäute

- nässender, eventuell juckender Hautausschlag

- eitrige Bindehautentzündung

- weiche Warzen

- Reizblase mit Restharnbildung, es sorgt für eine vollständige Entleerung der Blase, so dass auch die Ruhephasen in der Nacht länger werden

Anderes:

- Schwellungen oder Wassereinlagerungen in Gelenken oder den Beinen, Gelenkergüsse

- Tränensäcke unter den Augen

- zu starker Milchfluss bei Stillenden; kann auch das Abstillen unterstützen

- Regulation der Fließfähigkeit des Blutes

- akuter Infekt: soll Erreger möglichst schnell aus dem Körper entfernen (vergleichbar allopathisch dem Wobenzym)

- nach einer Gehirnerschütterung, wenn die Kopfschmerzen auch längere Zeit nach dem Trauma nicht verschwunden sind und teilweise von Schwindelattacken begleitet werden (folgt auch gut nach homöopathischer Therapie mit Arnica)

- Frieren; Unterscheidung der Mittel Calcium carbonicum, Natrium chloratum und Natrium sulfuricum:

  - Calcium carbonicum hat als Ursache eine allgemeine Stase mit schlechter Durchblutung, die zu kalten Füßen führt.

  - Natrium chloratum hat zu wenig Zellflüssigkeit, so dass die „Isolierschicht" zu dünn ist.

  - Natrium sulfuricum hat eine verminderte Stoffwechselaktivität, so dass zu wenig ATP für die Wärmeproduktion zur Verfügung steht.

Achtung: Nie im Anschluss an Impfungen anwenden (werden unwirksam) und Vorsicht bei (allopathischer) Dauermedikation!

Äußerliche Anwendung als Salbe

- nässende Ekzeme

- Flechten

- Hautpilzerkrankungen

- Bläschen mit gelblichem Inhalt

- Ausschlag mit gelblichen Schuppen

- Schwellungen von Gelenken und Beinen

Nr. 11 Silicea

Vorkommen

- Bindegewebe

- Haut

- Haare

- Nägel

- Knorpel

Schlüsselwörter

- Bindegewebssalz: steigert die mechanische Gewebsfestigkeit

- Wellness für Haut, Haare, Nägel (dann nur Abendgabe mit 5 Tabletten; „Verjüngungskur")

- Regeneration

- Mangel an Lebenswärme (kalter Typus)

- „3S": Stabilität, Struktur, Statik

Körperliches Bild

Bindegewebsschwäche mit den unterschiedlichsten Symptomen:

- Überall fehlt Festigkeit und Struktur, da Silicea als Bausubstanz fehlt.

- Gelenkverschleiß (Knorpel)

- Neigung zu langwierigen Blutergüssen (in Kombination mit Arnica)

- Neigung zu Furunkeln und Abszessen

- Absonderungen und Hauterscheinungen sind immer eitrig

- Schweißneigung: der Schweiß ist ätzend und übelriechend

- Haare brechen ab und sind glanzlos, sie laden sich schnell elektrostatisch auf

- juckende Kopfhaut

- viele Fältchen im Gesicht, besonders um die Augen herum

- Augen liegen tief in den Höhlen

- Wundheilungsstörungen

- Abwehrschwäche

- abwechselnd Heißhunger auf salzig und süß

- Heißhunger wechselt ab mit Appetitlosigkeit (Ursache meist in der nicht optimal arbeitenden Bauchspeicheldrüse; gute Kombinationsmöglichkeit mit homöopathischem Okoubaka)

- Gefühl, als läge ein Haar auf der Zunge fest

- Silicea-Kinder: durchscheinende Adern, die Haut wirkt gläsern oder wie marmoriert, Neigung zu Übersäuerung, Impfreaktionen; Babys mögen keine Muttermilch, dadurch kommt es zu einer verzögerten Entwicklung besonders der Knochen mit spätem Schluss der Fontanelle

- ausgeprägtes Schwächegefühl in den Beinen

Seelisches Bild

- furchtsam und introvertiert, aber dies gekoppelt mit Durchsetzungskraft und Entscheidungsfreude

- zuverlässig

- klar strukturiert

- beharren auf eigener Meinung

- große Geräuschempfindlichkeit

- Schwache Nerven, Minderwertigkeitskomplexe und großes Harmoniebedürfnis: diese Kombination führt schnell zu Überforderungssymptomen.

Anwendung

- Bindegewebsschwäche: Kombination mit Nr. 1 über 6-12 Monate

- Cellulitis

- Venenbeschwerden

- Hämorrhoiden: oft bei furchtsamen, intellektuellen Frauen, die trotzdem entschlossen handeln; meist liegen äußere Hämorrhoiden vor, es kann aber bei starker Bindegewebsschwäche auch zu einem Vorfall der Hämorrhoiden kommen

Haut, Schleimhäute

- vorzeitige Hautalterung mit Faltenbildung, Krähenfüße

- welke und schlaffe Haut, die rau und trocken ist

- Akne, die tief in der Haut liegt

- Furunkel und Abszesse: bei normal funktionierendem Bindegewebe wird der Eiter über dieses abgeleitet und entsorgt. Bei Funktionsstörungen kommt es zu krankhaften Ausbildungen: oft besteht auch eine gleichzeitige Veranlagung zur Fistelbildung in der Tiefe. Bei einzelnem Herd D12 3 mal 10 Tabletten, bei mehreren Herden nur die D6 geben

- tiefsitzende Fremdkörper wie beispielsweise Splitter oder Dornen, Fadenreste in OP-Narben usw.

- chronische Atemwegskatarrhe mit gelbem Sekret

Hautanhangsgebilde

- brüchige Nägel durch Übersäuerung, Nägel splittern leicht und spalten sich auf

- Nagelpilz

- „Käsefüße"

- diffuser Haarausfall

Bewegungsapparat

- chronische Gelenkerkrankungen durch Verschleiß (Arthrose)

- nach Knochenbrüchen in Kombination mit Nr. 1 und Nr. 2 (auch zur optimalen Zahnentwicklung)

- Gicht: Nr. 11 kann sogar schon ausgefallene Kristalle wieder auflösen; optimal kombiniert mit Nr. 1, Nr. 9 und Nr. 10

- Muskelzuckungen beim Einschlafen, Lidzuckungen: Ursache ist eine Nervenreizung

Sonstiges:

- Therapieversuche bei ADHS, Schreckhaftigkeit, Licht- und Geräuschempfindlichkeit

- Verstopfung; diese hat in der Regel zwei Ursachen: einmal ist die Muskulatur der Bauchdecke für eine funktionierende Bauchpresse zu schwach, so dass der Stuhl immer wieder in den Darm zurück schlüpft. Andererseits ist der Darm durch den mangelnden Gegendruck der Bauchdecke erschlafft.

- ständiges Frösteln, Zugluft wird extrem schlecht vertragen und gemieden

Achtung: Silicea bitte nicht bei Tumorpatienten anwenden, da dieses abgekapselte Prozesse wieder aktivieren kann und so eingeschlossene Tumorzellen zum Streuen verleiten könnte!

Äußerliche Anwendung als Salbe

- raue Haut

- schlecht heilende Haut

- Narben (in Kombination mit Nr. 1)

- entzündeter Nagelumlauf oder Furunkel

- Eiterpusteln

- brüchige Nägel

- Schwangerschaftsstreifen (in Kombination mit Nr. 1)

- chronische Nebenhöhlenentzündung

Nr. 12: Calcium sulfuricum

Vorkommen

- Leber

- Gallenflüssigkeit

- Gelenkknorpel

- Muskeln

Schlüsselwörter

- Bindegewebssalz (wenn Silicea versagt)

- klärt die Lymphe

- Verstärker (für alle anderen Salze)

- Reinigung und Regeneration

Körperliches Bild

- Neigung zu Eiterungen aller Art: Augen, Stirnhöhle, Nase, Bronchien, Mandeln, Mittelohr, Lymphknoten, Haut; Ursache ist eine chronische Ausleitungsschwäche

- Kombination aus Bindegewebsschwäche, Drüsenfunktionsstörung und Erschöpfung der körpereigenen Abwehr- und Entgiftungsfunktion

- Leberfunktionsstörung

- Gelenkentzündungen

- auffallend blasse Gesichtsfarbe

- großes Verlangen nach Alkohol und Tabak

Seelisches Bild

- Kontaktschwierigkeiten mit Leiden an der daraus folgenden Einsamkeit

- übersteigerte Selbstdisziplin

- gerät schnell in eine Opferrolle

Anwendung:

- chronische Schwäche und Mattigkeit

- zur Förderung der Zellneubildung

- Zahnfleischentzündungen

- Haut- und Schleimhauteiterungen, die chronisch geworden sind und tief im Gewebe liegen (wie bei Silicea; Nr. 12 darf aber nur eingesetzt werden, wenn eine Abflussmöglichkeit vorhanden ist!)

- unterstützend bei chronischen Magengeschwüren, da Calciumsulfat Bestandteil des Mucins (Schutzfaktor der Magenschleimhaut) ist

- Lymphknotenentzündung

- Wachstumsstörungen der Knochen

- chronisch-rheumatische Gelenkbeschwerden

Achtung: Nr. 12 fördert die Blutgerinnung und erhöht so die Thrombosegefahr!

Anwendung der Funktionsmittel bei bestimmten Beschwerdebildern

Ich möchte an dieser Stelle eine Art Beschwerdenkatalog erstellen, wobei ich nur die übergeordneten Indikationen bespreche.

Die Salze sind bestimmten Beschwerdebildern zugeordnet, und es ist bei einer Entzündung egal, ob diese sich in den Atemwegen, am Bewegungsapparat oder beispielsweise am Nagelbett zeigt.

So werden Sie in die Lage versetzt, ausgehend von den Symptomen eine Einordnung in das unten aufgeführte Schema vorzunehmen und daraus die Mittelwahl zu treffen.

Bindegewebe

Nr. 1: Calcium fluoratum

macht Hartes weich und Weiches hart

Nr. 11: Silicea

Bindegewebsmittel

Blutbildung

Nr. 3: Ferrum phosphoricum

bei Eisenmangel

Nr. 8: Natrium phosphoricum

Bestandteil der roten Blutkörperchen

Nr. 2: Calcium phosphoricum

wichtig für alle Zellneubildungen

Drüsenprobleme

Nr. 4: Kalium chloratum

Die Drüsen sind mit einem Sekret wie Eiklar verschlossen.

Nr. 1: Calcium fluoratum

Die Drüsen sind verhärtet (z.B. unterstützend bei Mumps).

Eiter

Nr. 11: Silicea

bei Eiterherden ohne Abflußmöglichkeit (eingekapselt)

Nr. 12: Calcium sulfuricum

bei Eiterherden mit Abflußmöglichkeit

Entgiftung

Nr. 12: Calcium sulfuricum

fördert den Abfluss von Eiter

Nr. 6: Kalium sulfuricum:

reinigt auf Zellebene

Nr. 10: Natrium sulfuricum

reinigt den ganzen Organismus

Entzündung

Nr. 3: Ferrum phosphoricum

erstes Entzündungsstadium

Nr. 4: Kalium chloratum

zweites Entzündungsstadium

Nr. 6: Kalium sulfuricum

drittes Entzündungsstadium

Zusätzlich kann im zweiten und dritten Entzündungsstadium noch die Nr. 10 eingenommen werden.

Erschöpfung

Nr. 5: Kalium phosphoricum

bei Erschöpfung und geistiger Überanstrengung

Nr. 3: Ferrum phosphoricum

bei auffallender Erschöpfung mit Abmagerung und Augenrändern

Nr. 2: Calcium phosphoricum

wichtig für die Zellneubildung; Energieträger; in der Rekonvaleszenz

Fieber

Nr. 3: Ferrum phosphoricum

langsam ansteigendes Fieber bis max. 38,5 Grad; wenig spezifische Symptome

Nr. 5: Kalium phosphoricum

plötzlich auftretendes Fieber über 38,5 Grad

Knochen

Nr. 2: Calcium phosphoricum

fördert die Kallusbildung und den Knochenaufbau

Die Nr. 2 kann mit Nr. 1, Nr. 11 und Nr. 22 kombiniert werden.

Nerven

Nr. 5: Kalium phosphoricum

für Nerven und Psyche

Nr. 2: Calcium phosphoricum

aktiviert den Sympathikus (hilft sogenannten „Warmduschern")

Sauerstoffversorgung

Nr. 3: Ferrum phosphoricum

organisiert den Sauerstofftransport im Blut

Nr. 6: Kalium sulfuricum

reguliert den Sauerstofftransport in die Zelle hinein

Schmerzen

Nr. 7: Magnesium phosphoricum

Schmerzen, oft krampfartig, besser durch Wärme;

Ursache oft seelische Überlastung oder Stress

Nr. 3: Ferrum phosphoricum

Schmerzen, oft entzündlich bedingt, besser durch Kälte;
Ursache oft körperliche Überlastung

Stoffwechselaktivierung

Nr. 6: Kalium sulfuricum:

Leberstoffwechsel-anregend

Nr. 9: Natrium phosphoricum

beeinflusst Fett-, Zucker- und Säurestoffwechsel

Nr. 10: Natrium sulfuricum

Entschlackung

Diese Kombination reguliert die Ausscheidungsvorgänge
von Leber, Darm und Bauchspeicheldrüse.

Wasserhaushalt

Nr. 8: Natrium chloratum

Regulation des Wasserhaushaltes

Nr. 10: Natrium sulfuricum

Entwässerung

Die Ergänzungsmittel Nr. 13 - 27

Diese Mittel sind nicht mehr von Schüßler selber entdeckt worden, sondern erst bei späteren Forschungen von in seinem Sinne arbeitenden Wissenschaftlern.

Man benutzt die Ergänzungsmittel in der Regel, wenn mit den 12 Funktionsmitteln kein zufrieden stellender Behandlungserfolg erreicht wurde oder im Rahmen von Kuren. In der Regel werden sie in der D6 verwendet.

Nr. 13: Kalium arsenicosum

• Hautmittel bei schwer zu therapierenden Hautproblemen mit heftigem Juckreiz

• Durchfallmittel bei wässrigen Durchfällen

• Erschöpfungszustände mit Abmagerung und Blutarmut

Nr. 14: Kalium bromatum

• Zur Beruhigung und bei Schlafstörungen besonders bei Kindern (2-3 Tabletten 5 Minuten vor dem Schlafengehen)

• Nervöse Reaktionen anderer Körperteile (Darm, Atemtrakt u.a.)

• Schilddrüsenfunktionsstörungen (unter ärztlicher Kontrolle!)

Nr. 15: Kalium jodatum

• Schilddrüsenmittel

• beeinflusst die Blutzusammensetzung und reguliert den Blutdruck

• stoffwechselanregend

• fördert die Herz- und Gehirntätigkeit

Nr. 16: Lithium chloratum

• Erkrankungen des rheumatischen Formenkreises

• allgemeine Erschöpfung und nervliche Überlastung

• entzündliche Erkrankungen der ableitenden Harnwege (Zweitmittel, wenn akute Therapie versagt)

Nr. 17: Manganum sulfuricum

• ergänzt die Wirkung von Ferrum phosphoricum, fördert Eisenaufnahme im Körper (Einnahmeverhältnis Fe:Mn=10:1)

• Ermüdungs- und Erschöpfungszustände

• Kreislauf- und Durchblutungsstörungen

• Rheumatische Beschwerden

• Schmerzzustände

Nr. 18: Calcium sulfuratum

- ein kleines, noch wenig erforschtes Mittel

- Erschöpfungszustände mit Gewichtsverlust (trotz Heiß-hunger)

- hartnäckige, entzündliche und eitrige Hauterkrankungen

- mit Nr. 2 bei Milchschorf

Nr. 19: Cuprum arsenicosum

- bei Koliken und Krämpfen, wenn Nr. 7 zu schwach ist

- bei krampfartigem Schwangerschaftserbrechen mit Nr. 7: Heiße 7 + 2 Tabletten Nr. 19

- Neuralgien, Ischias, Kopfschmerzen; besonders bei reizbarer und nervöser Grundstimmung

Nr. 20: Kalium Aluminium sulfuricum

- besonderer Bezug zum vegetativen Nervensystem

- Erschöpfungszustände

- Magen-Darm- und Blähungskoliken

- Schwindelgefühl

- Blasenschwäche

- starkes Schwitzen, besonders nachts

Nr. 21: Zincum chloratum

- wirkt auf Gehirn und Nerven

- besonders wirksam bei Personen mit verzagtem Gemüt

- Unruhe, nervöse Schlafstörungen, Überreizungen im nervalen Bereich

- unruhige Beine

Nr. 22: Calcium carbonicum

- wirkt langsam, aber nachhaltig (wie beispielsweise auch Silicea)

- chronische Krankheiten

- vorzeitige Alterungsprozesse

- Erleichterung und Verkürzung der Rekonvaleszenz

- Erkrankungen mit Lymphknotenschwellungen

- chronische Schleimhautkatarrhe

Nr. 23: Natrium bicarbonicum

- Stoffwechselaktivator

- fördert die Ausscheidung von harnpflichtigen Substanzen

- bei Übersäuerung

- bei chronisch entzündlichen Erkrankungen mit Säure-belastung wie Gicht oder Rheuma

- beeinflusst auch die Bauchspeicheldrüse (unterstüt-zend bei Verdauungsproblemen und Diabetes)

Nr. 24: Arsenum jodatum

- allergische Erkrankungen wie Asthma und Heuschnup-fen

- Akne und nässende Ekzeme

- chronische Entzündungen unter Lymphe-Beteiligung wie Mandelentzündung oder Sehnenscheidenentzün-dung

Nr. 25: Aurum chloratum natronatum

- Gemütsmittel: gereizte und melancholische Stimmun-gen, Angstzustände, Schwermut, Jähzorn, Streitsucht

- regt unterdrückte Absonderungen an

- bei Erkrankungen der weiblichen Geschlechtsorgane

- chronischer Rheumatismus, Gicht

- Bluthochdruck, Arteriosklerose, Infarktfolgen (unterstüt-zend)

- Polypenbildung

Nr. 26: Selenium

- Zellschutzmittel gegen Umweltgifte

- unterstützt den Körper bei Ausleitungen und Entgiftungen

- körperliche und seelische Erschöpfung

- Depressionen (gemütsaufhellend und aufbauend)

- Schlafstörungen

- Hautausschläge, Haarausfall

- Heiserkeit

- Prostatabeschwerden und sexuelle Schwäche

- Schilddrüsen-Autoimmunerkrankungen (unterstützend)

Nr. 27: Kalium bichromicum

- erhöhte Cholesterinwerte

- Entzündungen der Schleimhäute (Nebenhöhlenentzündung)

- unterstützt beim Sport die Umwandlung von Fett in Muskeln

- hilft beim Abnehmen, weil es das Sättigungsgefühl verstärkt

Kuren

Dosierungen

In der Regel gelten folgende Dosierungen:

- je Tageszeit nimmt man 1-3 Tabletten je Salz;

- 1 Tablette für Kinder < 5 Jahre

- 2 Tabletten für Kinder < 8 Jahre

- 3 Tabletten für ältere Kinder und Erwachsene

Für eine intensivere Wirkung besteht bei allen Kuren grundsätzlich die Möglichkeit, die Einzelgabe jeweils als „Heiße 7" zu sich zu nehmen.

Sind in einer Kur keine Sulfate enthalten, kann man auch die Tagesdosis in einen Liter stilles Wasser geben und über den Tag verteilt schluckweise trinken (Sulfate dann evtl. separat einnehmen).

Abnehmen

Morgen	Nr. 5: Kalium phosphoricum
Mittag	Nr. 10: Natrium sulfuricum
Abend	Nr. 9: Natrium phosphoricum

Allergie (auch vorbeugend)

Morgen	Nr.3: Ferrum phosphoricum
Mittag	Nr. 7: Magnesium phosphoricum
Abend	Nr. 6: Kalium sulfuricum

Wenn der Zeitpunkt der Allergenexposition bekannt ist, ca. 1-2 Wochen vorher beginnen, bei allgemeiner Neigung zu Allergien jeweils eine Kur von 4-6 Wochen im Herbst und Frühjahr durchführen.

Ausleitung, Entgiftung mit der Sulfatkur

Morgen	Nr. 6: Kalium sulfuricum
Mittag	Nr.10: Natrium sulfuricum
Abend	Nr. 12: Calcium sulfuricum

Zur Anwendung bei immer wiederkehrenden Infekten, bei Hautbeschwerden oder nach Medikamenten-Vielgebrauch

Blutarmut

Morgen	Nr. 2: Calcium phosphoricum
Mittag	Nr. 3: Ferrum phosphoricum
Abend	Nr. 8: Natrium chloratum

Nr. 8 kann auch gegen Nr. 17 getauscht werden.

Darmflora

Morgen	Nr.5: Kalium phosphoricum
Mittag	Nr. 9: Natrium phosphoricum
	(1 Stunde vor dem Essen)
Mittag	Nr. 10: Natrium sulfuricum
	(1 Stunde nach dem Essen)
Abend	Nr. 11: Silicea *D3 !*

Diese Kur wird gut ergänzt durch eine Symbioselenkung mit den Symbioflor- oder Symbiolact-Präparaten.

Entsäuerung (auch unterstützend als Begleitung zum Basenfasten)

Morgen   Nr. 6: Kalium sulfuricum

Mittag   Nr. 9: Natrium phosphoricum

Abend   Nr. 10: Natrium sulfuricum

vor dem Schlafengehen

                    Nr. 11: Silicea

Entschlackungsbad

300 g Mineralsalz (z.B. Totes Meer Salz)

300 g Steinsalz (z.B. Himalaya-Steinsalz)

je 20 Tabletten Nr. 10 und Nr. 11 (Natrium phosphoricum und Natrium sulfuricum)

Einmal pro Woche für 10 Minuten in dieser Mischung baden. Achtung, es wirkt blutdrucksenkend! Unbedingt eine Nachruhe von ca. 30 Minuten einhalten und die Haut nachher gut eincremen.

Erschöpfung

Morgen   Nr. 5: Kalium phosphoricum

Mittag   Nr. 2: Calcium phosphoricum

Abend   Nr. 7: Magnesium phosphoricum

Frühjahrskur

Morgen   Nr. 10: Natrium sulfuricum

Mittag   Nr. 5: Kalium phosphoricum

Abend   Nr. 9: Natrium phosphoricum

Immunkur

Morgen   Nr. 3: Ferrum phosphoricum

Mittag   Nr. 11: Silicea

Abend   Nr. 7: Magnesium phosphoricum

Knochenbrüche

Morgen   Nr.1: Calcium fluoratum

Mittag   Nr. 2: Calcium phosphoricum

Abend   Nr. 11: Silicea

Krampfadern, Hämorrhoiden

Morgen   Nr. 1: Calcium fluoratum

Mittag   Nr. 10: Natrium sulfuricum

Abend   Nr. 11: Silicea

Nagelprobleme

Morgen   Nr. 1: Calcium fluoratum

Abend   Nr. 11: Silicea

Operation, schwere Erkrankung (anschließend)

Morgen   Nr. 2: Calcium phosphoricum

Mittag   Nr. 6: Kalium sulfuricum

Abend   Nr.10: Natrium sulfuricum

Schlafkur nach Schüßler

Abend   Nr. 11: Silicea (als „Heiße Sieben")

                    (nach dem Abendessen)

Bettzeit   Nr.7: Magnesium phosphoricum

                    (als „Heiße Sieben")

                    (auf der Bettkante)

Kurdauer 4-6 Wochen

Schlafstörungen, Prüfungsangst

Morgen   Nr. 5: Kalium phosphoricum

                    (2 x 2 Tabletten)

Abend   Nr. 7: Magnesium phosphoricum

                    (2 x 2 Tabletten; ab ca. 16.00

Sinusitis (chronisch)

Morgen	Nr. 3: Ferrum phosphoricum
Mittag	Nr. 4: Kalium chloratum
Abend	Nr. 10: Natrium sulfuricum

Sinusitis (eitrig)

Morgen	Nr. 3: Ferrum phosphoricum
Mittag	Nr. 6: Kalium sulfuricum
Abend	Nr. 10: Natrium sulfuricum

Anwendung begleitend zur ärztlichen Therapie.

Sonne (Schönheitskur für die sonnige Jahreszeit)

Morgen	Nr. 1: Calcium fluoratum
Mittag	Nr. 8: Natrium chloratum
Abend	Nr. 11: Silicea

Die Kur kräftigt den Teint, verbessert die Feuchtigkeitsversorgung der Haut und glättet Hautunebenheiten.

Windeldermatitis, wunde Haut (Puder)

Mischung aus gleichen Teilen von:

Nr. 3   Ferrum phosphoricum

Nr. 5   Kalium phosphoricum

Nr. 8   Natrium chloratum

Glossar

Abszess

Eitergeschwür; Eiteransammlung in einer abgeschlossenen Körperhöhle

ADHS

Abkürzung für Aufmerksamkeits-Defizit- Hyperaktivitäts-Syndrom; gemeint sind die Zappelphillipp-Kinder, die schulmedizinisch oft mit Ritalin behandelt werden

Adipositas

krankhaftes Übergewicht, das zu gesundheitlichen Beeinträchtigungen führt

Adrenalin

Botenstoff im Gehirn, Hormon des Nebennierenmarks; Stressindikator

allopathisch

aus der Homöopathie stammende Bezeichnung für Heilmethoden, die Erkrankungen mit Mitteln entgegengesetzter Wirkung behandeln, also mit sogenannten schulmedizinischen Methoden

Alteration

ungewöhnliche Veränderung von Zellen oder Gewebe

Amplitude

bei wellenförmigen Werten die größtmögliche Auslenkung aus der Ruhelage (Blutdruckamplitude: Abstand zwischen oberem und unteren Blutdruckwert)

Antibiose

Behandlung einer Infektionskrankheit mit wachstums-
hemmenden Stoffen, sogenannten Antibiotika

Antiseptikum

abtötendes oder wachstumshemmendes Mittel für Mikroorganismen wie z.B. Bakterien oder Pilze; chemische Methode zur Verhinderung von Infektionen

Arteriosklerose

Arterienverkalkung

Arthrose

degenerative (durch Abbauprozesse bedingte) Gelenker-
krankung, entsteht durch Missverhältnis zwischen Belastung und Belastbarkeit

Asthma

anfallsweise auftretende heftige Atemnot durch Entzündung in den Bronchien

Bilirubin

Abbauprodukt des roten Blutfarbstoffes

Burn-Out

Zustand emotionaler und körperlicher Erschöpfung mit
verminderter Leistungsfähigkeit

Cellulite

„Orangenhaut", Symptom einer Bindegewebsschwäche

Colitis ulcerosa

chronische Entzündung der Dickdarmschleimhaut

Couperose

anlagebedingte Gefäßerweiterung im Gesichtsbereich

Dermatitis

entzündliche Hauterkrankung, Ekzem

Diabetes

Zuckerkrankheit, Störung des Glukosestoffwechsels

Diskrepanz

Widersprüchlichkeit oder Missverhältnis zwischen zwei Sachverhalten oder Aussagen

Divertikel

Ausstülpungen in der Wand eines Hohlorgans, meist der Darmwand

Dysbalance

Ungleichgewicht

Dysmenorrhoe

schmerzhafte Monatsblutung

Eustachische Röhre

Verbindungsgang zwischen Nasenrachen und Mittelohr, dient dem Druckausgleich, bei Schnupfen oder Allergie durch geschwollene Schleimhäute blockiert

Fistel

röhrenartige Verbindung zwischen zwei Körperhöhlen oder einer Körperhöhle und der Körperoberfläche

Fontanelle

Knochenlücke im kindlichen Schädel, die sich in der Regel zwischen dem 9. und 18. Lebensmonat schließt

Gluten

Klebereiweiß; Getreideeiweiße, die für die Backfähigkeit des Mehls verantwortlich sind; Krankheitsbild bei Unverträglichkeit von Gluten ist die Zöliakie

Haarbalg

bindegewebige Haarwurzelscheide

Hernien

Eingeweidebruch; z.B. Nabelbruch, Leistenbruch

Herpes labialis

Infektionen mit Herpes-Viren des HSV-I-Stammes; Erscheinungsort sind meist die Lippen

Herpes zoster

Gürtelrose, Virusaktivierung des in den Nervenendigungen nach Windpocken „überwinternden" Varizella zoster-Virus; bricht meist bei geschwächtem Immunsystem aus

Hüftdysplasie

angeborene Mangelentwicklung der Hüftgelenkspfanne

hyperaktiv

übermäßig aktiv; siehe ADHS

hypochondrisch

Angst vor Krankheiten mit überzogener Körperbeobachtung und überbewerteten Krankheitsanzeichen

Impotenz

Unfähigkeit, meist auf Sexualität bezogen

Infarkt

Gewebeuntergang in einem Organ durch mangelnde Versorgung

introvertiert

in der Einstellung zur Außenwelt zögerlich und zurückhaltend

Jet-Lag

aus dem Rhythmus kommen durch Zeitverschiebungen

kachektisch

ausgezehrt

Kallus

der bei einem Knochenbruch an der Bruchstelle neu gebildete Knochen

Katarrh

Bezeichnung für eine mit Schleimabsonderung einhergehende Entzündung der Schleimhäute

Kolik

krampfartige Bauchschmerzen mit Kreislaufbeteiligung

Komedonen

Mitesser, erweiterte und mit Talg und Keratin gefüllte Haarfollikel

Konstitutionstherapie

Behandlung des gesamten Menschen; Konstitution ist die Summe aller körperlichen und seelischen Ausstattungsmerkmale eines Menschen, die unveränderlich ist

kontrahieren

zusammenziehen

Laktose

Milchzucker

Mammographie

Untersuchungsmethode der Brust zur Krebsfrüherkennung

Morbus Crohn

entzündliche Dünndarmerkrankung

Myoglobin

roter Muskelfarbstoff

Neurodermitis

Ekzemform

Ödeme

Wasseransammlungen

Osteoporose

Erkrankung des Skelettsystems mit Verminderung der Knochensubstanz

Papel

über dem Hautniveau liegendes Knötchen

Parasympathikus

Teil des vegetativen Nervensystems, zuständig für Verdauung, Stoffwechsel u.a.

Phagozytose

Prozess des Immunsystems: Fresszellen vernichten Zelltrümmer, Mikroorganismen oder Fremdkörper durch Aufnahme ins Zellinnere und Verdauung

physiologisch

den normalen Lebensvorgängen entsprechend

phytotherapeutisch

Behandlung mit Pflanzeninhaltsstoffen, Pflanzen, Pflanzenteilen

PMS

Abkürzung für Prämenstruelles Syndrom; vor der Monatsblutung auftretende Beschwerden seelischer und körperlicher Art, z.B. Spannungsgefühle in den Brüsten, Kopf- oder Bauchschmerzen, Krämpfe, Stimmungsschwankungen

Polypen

Schleimhautvorwölbung in den Innenraum eines Hohlorgans

Potenzieren

Verfahrenstechnik in der Herstellung homöopathischer Arzneien

Proliferation

Wucherung

Pseudokrupp

akute Einengung der Atemwege im Kehlkopfbereich, tritt gehäuft im Kleinkindalter auf

Regeneration

Heilung, Wiederherstellung

Rekonvaleszenz

Genesung

Sinusitis

Entzündung der Nasennebenhöhlen

spagyrisch

mit den Methoden der Paracelsusmedizin

Stase

Stillstand

Symbioselenkung

Aufbau der Darmflora

Sympathikus

Teil des vegetativen Nervensystems; zuständig für Zustände wie Angriff, Flucht, Anspannung

Thrombose

teilweiser oder vollständiger Gefäßverschluss

Tubenkatarrh

Entzündung der Ohrtrompete

Ulcus (cruris)

Geschwür

Urticaria

Nesselsucht

viral

durch Viren ausgelöst

Literatur

Dr. med. Schüßler

Eine abgekürzte Therapie

wzg-Verlag, Dormagen

ISBN 978-3-925207-12-9

Schüßler Salze

Günther H. Heepen

Gräfe & Unzer Verlag

ISBN 9-783833-810-367

GU Kompass Schüßler Salze

Günther H. Heepen

Gräfe & Unzer Verlag

ISBN 9-783833-814457

Der Große GU Kompass Schüßler Salze bei chronischen Beschwerden

Günther H. Heepen

Gräfe & Unzer Verlag

ISBN 978-3-8338-1406-8

Schüßler Salze für Kinder

Günther H. Heepen

Gräfe & Unzer Verlag

ISBN 978-3-8338-1403-7

Schüßler Salze typgerecht

Günther H. Heepen

Gräfe & Unzer Verlag

ISBN 978-3-8338-0498-4

Schüßler Salze für die Seele

Günther H. Heepen

Gräfe & Unzer Verlag

ISBN 978-3-8338-0503-5

Schüßler Salze für die Schönheit

Günther H. Heepen

Gräfe & Unzer Verlag

ISBN 978-3-8338-1940-0

Schüßler Kuren

Günther H. Heepen

Gräfe & Unzer Verlag

Äußere Anwendungen der Mineralstoffe nach

Dr. Schüßler

Christine Kellenberger, Richard Kellenberger

AT Verlag

ISBN 3-85502-891-5

Praktische Biochemie nach Dr. Schüßler

Werner Hemm, Stefan Mair

Foitzick Verlag

ISBN 3-929338-19-X